QUELQUES CONSIDÉRATIONS

SUR

LA GOUTTE

ET SUR UNE

NOUVELLE MÉTHODE DE TRAITEMENT

De cette affection

PAR M. MOREAU

MÉDECIN DE LA FACULTÉ DE PARIS,

ANCIEN INTERNE EN PHARMACIE DES HOPITAUX DE PARIS

Non ignara, miseris succurrere disco.

Prix : 50 centimes.

PARIS

CHEZ L'AUTEUR

94, RUE PHILIPPE-DE-GIRARD, 94.

1872

QUELQUES CONSIDÉRATIONS

SUR

LA GOUTTE

ET SUR UNE

NOUVELLE MÉTHODE DE TRAITEMENT

De cette affection

PAR M. MOREAU

MÉDECIN DE LA FACULTÉ DE PARIS,

ANCIEN INTERNE EN PHARMACIE DES HOPITAUX DE PARIS

Non ignara, miseris succurrere disco.

Prix : 50 centimes.

PARIS

CHEZ L'AUTEUR

94, RUE PHILIPPE-DE-GIRARD, 94

—

1872

AVANT-PROPOS.

Atteint de la goutte depuis nombre d'années, j'avais vainement épuisé les ressources thérapeutiques que la science, l'empirisme et même le charlatanisme ont préconisées pour la cure de cette maladie. Aucune méthode n'avait apporté d'amélioration notable dans mon état. Seul, un régime sévère m'avait procuré quelque soulagement, mais je n'en avais pas moins, chaque année, deux ou trois attaques, dont chacune me condamnait à garder, sinon le lit, du moins la chambre, pendant une quinzaine de jours.

Cependant l'expérience que tous ces essais faits sur moi m'ont laissée, et une longue habitude dans le maniement des substances pharmaceutiques, m'ont permis, en préparant d'une certaine façon les médicaments dont je me servais, d'arriver enfin à un résultat aussi satisfaisant que possible. Grâce à ce nouveau moyen, depuis cinq ans je n'ai plus eu un seul accès de goutte, et j'ai toujours pu vaquer sans interruption aux occupations pénibles d'une clientèle de faubourg, faire une lieue à pied en hiver, trois ou quatre dans la belle saison, monter aux étages les plus élevés, etc. Je me suis même, dans ces derniers temps, livré impunément à des écarts de régime qui autrefois auraient été suivis d'accès terribles. Mais cette amélioration, si notable dans mon état général, ne s'est pas manifestée du côté des articulations autrefois envahies par la goutte, en ce sens que les lésions produites par cette affection ne se sont pas modifiées; mes jointures sont restées telles qu'elles étaient avant le traitement, noueuses et à peu près ankylosées; mais elles sont complétement indolentes, et les lésions n'ont aucune tendance à s'aggraver.

J'ai hésité longtemps avant de faire connaître ces résultats au public médical, et voici pourquoi. Sachant combien sont variables les effets d'un même traitement sur différents goutteux, me rappelant aussi l'impuissance, contre ma goutte, de tous les traitements alors en usage, je craignais que ce qui m'avait si bien réussi n'eût aucune action sur d'autres personnes atteintes de la même maladie. Mais aujourd'hui que de nombreux faits tirés de ma clientèle m'ont éclairé sur la valeur de mes préparations et m'ont assuré de leur efficacité, je veux faire profiter de mon expérience les personnes qui, en proie aux tortures de la goutte, se sont trouvées comme moi sans armes contre elle. Je ne prétends pas avoir trouvé un remède infaillible, une panacée contre les nombreuses manifestations de cette terrible maladie, et je me hâte de déclarer que telle n'est pas ma pensée. Je n'ignore pas que chaque cas isolé, en vertu des particularités qu'il présente, réclame souvent, à certains égards, un traitement spécial. Certaines personnes se trouveront bien d'un des nombreux traitements qui sont restés impuissants contre mes maux ; mais aussi d'autres, de même que moi, pourront n'avoir jamais éprouvé de mieux durable, quoi qu'elles fassent, et c'est pour celles-là que j'ecris. Je suis persuadé que je serai utile à bien des goutteux ; si j'échoue quelquefois, puisse-t-on me pardonner en faveur de l'intention et de mes succès antérieurs.

Avant d'aborder le traitement de la goutte, il nous paraît utile de donner une description sommaire de cette affection d'après les idées qui ont actuellement cours sur ce sujet.

La goutte est une maladie générale à manifestations locales soit externes, soit internes. Les accidents qui se montrent à l'extérieur affectent de préférence les petites articulations du pied et de la main ; ils peuvent aussi atteindre celles du genou et de la hanche ; d'où les différents noms qu'on a donnés à cette maladie suivant le siége de ses manifestations : *podagre* (pied), *chiragre* (main), *gonagre* (genou), *ischiagre* (hanche), etc. Enfin, quand plusieurs articulations étaient en même temps, c'était l'*arthritis*. Les *accidents internes* de la goutte s'attaquent aux organes de la poitrine, de l'abdomen, du crâne ; ils sont assez tardifs, c'est-à-dire n'apparaissant qu'après ceux des jointures, et le plus souvent lorsque les malades ne souffrent plus de ceux-ci. Cette sorte de marche ascendante que paraît suivre la goutte a valu à ses accidents internes la dénomination plus ou moins exacte de *goutte remontée.*

Si on interroge les auteurs qui ont écrit sur la goutte, on voit que l'apparition de cette maladie date de l'époque où les mœurs ont commencé à devenir moins austères. On peut dire que depuis lors la goutte et la civilisation ont marché de pair, la première apparaissant bientôt dans les nations conquises par l'autre. En effet, les peuples primitifs, nomades pour la plupart, vivant des produits de la terre et de leurs nombreux troupeaux, laitage, légumes, fruits, étaient en butte à peu de maladies, et la goutte surtout leur était inconnue. Plus tard leur réunion en nationalités et la fondation des villes amenèrent le luxe et ses raffinements, qu'on peut considérer comme les causes premières de la goutte. Dès lors, en effet, la goutte prenait place dans le cadre nosologique. D'abord, bornée aux hommes qui seuls s'adonnaient alors aux excès de la table et des plaisirs sexuels, la goutte s'attaqua aux femmes lorsque celles-ci, devenues les égales des hommes en fait de licence, le devinrent aussi en fait d'infirmités corporelles. Ces données de l'histoire de la goutte sont confirmées par les écrits des auteurs tant anciens que modernes ; si les accidents de la maladie ne se sont fait connaître que successivement, la maladie elle-même, sous les diverses dénominations que nous avons énumérées plus haut, était bien connue des médecins de l'antiquité. Hippocrate, Galien, Celse, Arétée, Paul d'Égine, etc., ont laissé des descriptions de la goutte qui prouvent que la maladie, bien qu'existant déjà, n'avait pas encore atteint le développement qu'elle eut depuis, lorsque la débauche et la mollesse devinrent plus générales.

En raison de son importance, la goutte attira l'attention de presque tous les médecins, tant au point de vue de ses causes, de ses symptômes, qu'à celui de son traitement. Parmi les modernes, nous citerons Sydenham, dont la description des accès de goutte est encore admirée aujourd'hui pour son exactitude; Willis, Boerhaave, Scudamore, Cullen, et dans ces derniers temps Réveillé-Parise, Trousseau, Parrod, Charcot, etc.

Les causes de la goutte que nous avons déjà laissé entrevoir ne sont pas les seules, tant s'en faut. Elles sont de deux sortes : les unes tiennent à la constitution de l'individu, à son genre de vie antérieur, etc. Ce sont les causes *prédisposantes;* les autres fournissent à la maladie l'occasion de se manifester : ce sont les causes *occasionnelles* ou *excitantes.*

Parmi les premières nous citerons :

L'hérédité, en vertu de laquelle l'enfant d'une personne goutteuse peut, à un moment donné et dans certaines conditions, contracter la goutte. Celle-ci n'est pas toujours héréditaire; elle peut se développer chez des individus dont aucun des ascendants n'a été goutteux; en un mot, elle peut être *acquise.* Les individus prédisposés sont surtout remarquables par un extérieur robuste, une charpente osseuse bien développée; ils ont le cou court, le teint coloré, etc.

L'âge. La goutte héréditaire se manifeste plus tôt que la goutte acquise, celle-ci n'apparaissant que vers la 40ᵉ année, tandis que la goutte héréditaire se montre en général de 20 à 40 ans.

Le *sexe.* Les femmes, en raison de leurs habitudes, sont bien moins sujettes que les hommes à la goutte, et nous avons déjà dit dans quelles circonstances elle se manifeste chez elles; mais, chez les femmes, il est plus commun de trouver la goutte héréditaire que la goutte acquise.

L'usage des boissons fermentées. Le vin et la bière forte en particulier est une des causes qui prédisposent le plus à contracter la goutte; les boissons distillées sont impuissantes à elles seules à engendrer la disposition goutteuse.

Un régime composé en majorité de viandes, le manque d'exercice et les digestions difficiles qui en sont les conséquences probables, servent aussi au développement de la goutte, bien qu'il soit souvent presque impossible de démêler la part qui revient à chacune d'elles.

Les travaux intellectuels excessifs, les émotions, les inquiétudes, les chagrins, de même que les excès vénériens, en leur qualité d'influences dépressives, peuvent aussi concourir à développer la disposition goutteuse, mais il est probable qu'elles sont aidées par l'influence de la prédisposition héréditaire.

Climats. Saisons. La goutte s'observe moins souvent dans les climats chauds que dans les climats tempérés ; lorsque le malade n'a qu'un accès par an, il a lieu au printemps, s'il en a deux, le premier se manifeste au printemps, le second à l'automne ; s'ils sont plus nombreux, ils apparaissent à des intervalles moins réguliers.

Les individus atteints de coliques de plomb sont aussi bien souvent goutteux ; mais il paraît démontré que, si l'intoxication saturnine peut, avec d'autres causes prédisposantes, contribuer à développer la goutte, celle-ci ne peut pas se produire sous cette seule influence.

Les *causes occasionnelles* de la goutte, celles qui en provoquent les accès, ont une influence bien différente selon les individus ; une même cause pourra rester sans effet chez tel sujet et occasionner chez tel autre un violent accès. Nous citerons, parmi ces dernières, l'ingestion en une seule débauche d'une forte proportion de boissons alcooliques, ou même d'une petite quantité de certains vins, ceux de Champagne, par exemple. L'usage, dans les repas, de viandes fortement épicées ou indigestes, le froid et l'humidité, les travaux intellectuels immodérés, les grandes fatigues musculaires, les blessures, etc.

D'après les travaux les plus récents, de Garrod en

particulier (1), toutes ces diverses causes agissent de la même façon sur l'économie dans la production des accès de goutte : elles modifient la formation et la sécrétion normales de *l'acide urique.* Cet acide est l'un des principes constituants de l'urine de l'homme en bonne santé ; on en trouve une quantité minime dans le sang.

Dans la goutte l'acide urique du sang a augmenté et n'est pas éliminé par les reins ; il existe dans le sang sous forme d'urate de soude, se dépose dans les tissus affectés et cause l'accès de goutte ; dès lors l'excès d'urate de soude tend à disparaître.

L'inflammation goutteuse siége de préférence, lors des premiers accès, dans l'articulation métatarso-phalangienne du gros orteil, parce que dans cette articulation se trouvent en abondance des tissus peu vasculaires particulièrement propres à devenir le siége de l'affection; parce qu'elle est très-éloignée du cœur et que l'action de la circulation y est à son maximum ; enfin parce qu'elle supporte le poids du corps et qu'ainsi elle est exposée aux chocs et aux lésions de tout genre. Les jointurès sont affectées en grand nombre à une période avancée de la goutte parce que ce sont les points les moins riches en vaisseaux; il en est de même pour d'autres organes analogues sous ce rapport, l'oreille externe par exemple.

Les altérations produites dans les tissus par les dé-

(1) Garrod, la goutte, sa nature et son traitement etc., traduit par Ollivier. Annoté par Charcot. 2ᵉ édition, 1867.

pôts d'urate de soude, encore appelés dépôts *crétacés* ou *tophacés*, présente un certain intérêt. Chez les sujets atteints de goutte chronique, on a trouvé des incrustations plus ou moins étendues d'urate de soude sur les surfaces articulaires ; des dépôts de la même substance dans l'épaisseur des ligaments, des tendons et des gaînes tendineuses, et même parfois sur les prolongements aponévrotiques des muscles; sur les cartilages d'autres régions, ceux de l'oreille et des paupières. En augmentant de volume, avec le temps, ces dépôts compriment les tissus voisins et finissent par se rapprocher de la surface de la peau, mais ils débutent toujours par les cartilages; quelquefois aussi ils peuvent se former dans les tissus qui composent les jointures sans amener ni déformation ni ankylose. Ce qui démontre bien que ce sont ces dépôts qui déterminent les douleurs et l'inflammation goutteuses, c'est qu'on ne les trouve que dans les articulations qui ont été le siége de ces accidents, tandis que celles qui ont été exemptes d'altérations sont aussi restées à l'abri de leurs symptômes sensibles. La nature spécifique de l'inflammation goutteuse est d'ailleurs démoutrée par ce fait qu'on ne trouve les dépôts tophacés dans aucune autre affection de jointures, comme le rhumatisme articulaire aigu ou chronique, l'arthrite rhumatoïde, etc. Ces dépôts ont, en outre, pour caractère essentiel de se développer dans les interstices des tissus; dans tous les cas, l'urate de soude se présente au microscope sous forme de cristaux.

Les reins, chez les goutteux, sont le siége d'altérations assez analogues à celles qu'on trouve chez les individus affectés de gravelle. La coexistence de ces deux affections chez le même individu n'est pas rare; alors la gravelle se montre dans la jeunesse et la goutte dans la vieillesse. Dans les périodes avancées de la goutte, le rein a diminué de volume, et son atrophie porte sur la substance corticale, il est granuleux. Mais une lésion plus spéciale à la goutte est due à la présence dans la substance du rein de cristaux d'urate de soude, semblables à ceux qu'on trouve dans les jointures, et formant des dépôts d'un volume variable; ces dépôts constituent de véritables infarctus uratiques.

Dans les formes les plus légères de la maladie, on a trouvé tantôt des altérations semblables; tantôt les lésions prédominantes étaient celles de l'inflammation simple de la substance rénale; les dépôts d'urate, dans ces derniers cas, étaient néanmoins manifestes.

Les lésions des autres organes, dans la goutte, ont besoin d'être étudiées à nouveau.

Les différentes manifestations de la goutte peuvent être rangées en deux grandes divisions. La goutte est *régulière* ou *irrégulière*. Dans la goutte régulière, ce sont les articulations qui sont affectées par l'inflammation de nature particulière qui est propre à la goutte; elle peut d'ailleurs être aiguë ou chronique. Dans la goutte irrégulière on observe des troubles fonctionnels graves d'un organe quelconque, ou le développement de l'inflammation goutteuse dans des organes autres que ceux qui servent à former les jointures. C'est cette dernière forme qui a été désignée sous les noms de goutte *anormale, latente, remontée*, etc.

Nous décrirons chacune de ces différentes formes. L'accès de goutte aiguë, d'après Sydenham (1), arrive à la fin de janvier ou au commencement de février, précédé en général de symptômes avant-coureurs. Le malade digère mal, éprouve des pesanteurs d'estomac qui augmentent jusqu'au moment de l'accès, en s'accompagnant souvent d'une sorte d'engourdissement ; les urines sont plus colorées et leur passage dans le canal cause une douleur qui rappelle celles de la blennorrhagie. La veille de l'accès, le malade se sent mieux que de coutume ; il se met au lit ; au milieu du sommeil, vers deux heures du matin, il est réveillé par une douleur siégeant au gros doigt du pied et se faisant quelquefois sentir dans le mollet et la cheville ; fréquemment il éprouve un léger frisson : il est agité. La douleur augmente graduellement dans le pied ; elle s'accompagne d'une sensation de brûlure, de battements, de tension et de raideur ; elle est si vive que le malade ne peut supporter ni le poids des couvertures ni l'ébranlement imprimé au lit quand on marche dans la chambre. Elle dure tout le jour en augmentant d'intensité, ne cessant que vers

(1) Mémoire pratique, traité de la goutte.

le milieu de l'autre nuit ; le soulagement qu'éprouve
le malade lui permet enfin de se livrer au sommeil.
Au réveil, la douleur a encore diminué ; le pied est enflé,
les veines de la région gonflées, et lorsque les attaques
sont survenues depuis quelque temps, on observe des
points blanchâtres, dus aux dépôts d'urate de soude ;
le soir, la douleur reparaît aussi vive que la première
fois, pour cesser de nouveau le matin ; le troisième
jour, elle peut se montrer encore, et ainsi de
suite pendant plusieurs jours et même plusieurs se-
maines. Peu de jours après, l'autre pied se trouve
attaqué d'une douleur semblable, et celui qui a été
atteint le premier peut en être débarrassé quand
l'autre se prend à son tour. Tous ces petits accès
composent l'accès entier de la goutte, qui est plus
long ou plus court, suivant l'âge du malade et le traitement suivi. Au fort de l'accès, l'urine est rare et
fortement colorée ; l'appétit est diminué ; le malade
a de la constipation. Dès que l'accès est sur le point
de se terminer, l'articulation est moins tendue, moins
rouge ; elle est le siége de démangeaisons, et l'épi-
derme tombe. Dans les premies accès, le gros orteil
est presque seul atteint, mais, lorsque la maladie est
abandonnée à elle-même ou qu'elle dure déjà depuis
longtemps, elle se porte ailleurs, aux genoux, aux
coudes, aux mains, aux poignets, etc.

Les accès peuvent se répéter à des intervalles assez
rapprochés, en diminuant généralement d'intensité ;
la goutte passe alors à *l'état chronique*. Si les dou-

leurs, dans cette forme de la maladie, sont moins vives, celle-ci à la longue n'en détériore pas moins l'organisme; elle amène la déformation et la rigidité des jointures. Mais, si la goutte n'est qu'acquise, c'est-à-dire sans prédisposition héréditaire, si la constitution est bonne, si aucun traitement mal approprié n'est pas venu affaiblir l'économie, les accès peuvent diminuer d'intensité et de fréquence, et leurs inconvénients rester sans danger.

Mais il n'en est pas toujours ainsi; dans des cas moins heureux, les accès deviennent de plus en plus rapprochés, ils finissent même par empiéter les uns sur les autres; le malade n'a plus alors de répit que pendant quelques mois de l'été; les jointures sont gonflées par suite d'épanchements, soit dans la synoviale, soit dans les bourses séreuses voisines; les mouvements sont plus difficiles. La douleur, la rougeur, la chaleur peuvent ne pas augmenter du côté des articulations malades; la fièvre est rare; mais la douleur peut se montrer ailleurs, dans les muscles, par exemple, et prendre le caractère rhumatismal. Les digestions sont lentes et difficiles, l'urine pâle, plus abondante que par le passé. La goutte chronique peut se borner à une ou deux articulations, mais souvent elle occupe plusieurs jointures, saute de l'une à l'autre, ou bien encore atteint les organes intérieurs.

Quant aux dépôts qui se forment autour des articulations et qui, dans la goutte chronique, amènent

des déformations permanentes, ils sont de deux
sortes; ils sont tantôt mous, tantôt durs. Dans les
deux cas ils sont formés d'urate de soude; ils sont
mous d'abord parce que l'urate de soude est combiné
à une grande quantité de liquide, qui plus tard se ré-
sorbe; l'urate prend l'aspect laiteux; à mesure que
la partie liquide disparaît, la concrétion durcit, prend
un aspect blanchâtre, crayeux et une consistance so-
lide. Ces dépôts se montrent de préférence aux articulations des mains et des pieds, mais plus souvent
aux extrémités supérieures qu'aux extremités infé-
rieures. On les a observés aussi à la face palmaire de
l'extrémité des doigts, chez des individus adonnés
aux travaux manuels. Ils peuvent encore se former
dans d'autres régions, en particulier au pavillon de
l'oreille, aux paupières, à l'aile du nez, etc. Ils présentent quelquefois un développement excessif. Quand
les concrétions existent depuis longtemps, la peau
s'amincit et des fragments de matière calcaire apparaissent à nu, semblables, dit Sydenham, à des yeux
d'écrevisse. Parfois elles se détachent sans accident
notable; d'autres fois elles déterminent de véritables
abcès qui s'ouvrent et ne se cicatrisent que lente-
ment.

Les altérations que subit le sang dans la goutte
sont les suivantes : dans la goutte chronique, la quantité de globules, restée normale dans la goutte aiguë,
diminue; la fibrine diminue de quantité, le sérum de
densité. Dans la goutte aiguë, l'acide urique y est

renfermé en quantité anormale. On peut s'assurer de cette dernière particularité à l'aide du procédé que Garrod a désigné sous le nom d'*expérience du fil pour la recherche de l'acide urique*. Ce procédé, dont il serait trop long de rapporter ici les détails, consiste à faire tremper quelques brins de fil de lin dans une petite quantité de sérum du sang. Après quoi, on laisse sécher les fils pendant un temps qui peut varier de 36 à 60 heures. Au bout de ce temps, des cristaux d'acide urique, appréciables au microscope seulement, se sont déposés le long des fils, de manière à présenter la disposition bien connue du sucre candi. (Ouvrage cité, p. 121.)

A défaut de sang on pourrait, à l'aide de ce procédé, s'assurer que le liquide d'un vésicatoire contient aussi de l'acide urique en notable proportion. On a aussi trouvé de l'urée dans le sang des goutteux.

Les caractères particuliers à l'urine des goutteux, dont nous avons déjà parlé, sont les suivants : dans l'accès de goutte aiguë, les urines ont une coloration foncée; elles sont peu abondantes, plus denses qu'à l'état normal et donnent lieu à un dépôt rosé, mêlé à beaucoup de mucus. La quantité d'acide urique a notablement diminué au début de l'accès, elle augmente au fur et à mesure que l'accès décroît; dépasse même la moyenne normale pour diminuer de nouveau plus tard, mais sans atteindre le minimum observé avant l'accès ou à son début. La quantité d'urée est restée sensiblement la même. Chez les sujets at-

teints de goutte chronique, les urines sont plus abondantes, pâles ; elles ne présentent pas toujours de
sédiment, et leur analyse a montré que la quantité
d'acide urique a diminué, sans que cette diminution
ait porté sur l'urée. Dans la goutte aiguë, les urines
ne portent pas trace d'albumine ; mais, dans la goutte
chronique, elles en contiennent fréquemment une
légère quantité. Chez les sujets qui ne présentent
que de temps à autre des accès de goutte, et sans déformation des jointures, la quantité d'acide urique
éliminé par les urines a diminué ; celle de l'urée est
restée normale ; le sang est chargé d'acide urique.

Goutte irrégulière. — Les symptômes des formes
irrégulières de la goutte précèdent quelquefois les accès de goutte normale, s'affaiblissant quand ceux-ci
éclatent, ou persistant même pendant le temps que
progresse l'inflammation articulaire. Mais il est souvent très-difficile de reconnaître la véritable nature
de ces symptômes, car nombre de maladies mal con-
nues ont été prises pour des formes anormales de la
goutte. Pour distinguer leur nature goutteuse, il faut
tenir compte de toutes les circonstances qui ont précédé, accompagné ou suivi leur apparition, et qui ont
trait à la goutte régulière. Si, malgré ces précautions,
l'examen reste incertain, il faut alors s'assurer de
l'état du sang : contient-il ou non de l'acide urique
en excès, les accidents observés sont alors ou ne sont
pas tributaires de la diathèse goutteuse. Nous dirons

quelques mots seulement des principales formes de la goutte irrégulière.

Goutte rétrocédée. — Elle succède à la disparition brusque des symptômes articulaires et se localise sur certains viscères ; les plus souvent affectés sont l'estomac, le cœur, le cerveau.

Lorsque la goutte se porte sur l'estomac, le malade éprouve une oppression et une anxiété vives avec douleur gastrique et vomissements. Le froid paraît être la cause la plus habituelle de cet accident, qui cède lorsque la goutte se reporte sur les articulations. Sous la même influence, la goutte peut porter son action sur le cœur ; le malade éprouve alors un sentiment de constriction dans la poitrine, des palpitations violentes, une grande anxiété, de la difficulté à respirer ; le pouls est petit, filiforme, la syncope imminente.

Les accidents cérébraux sont en général plus graves ; ils peuvent déterminer la mort plus ou moins rapidement.

Chez les sujets prédisposés à la goutte, on observe encore quelquefois :

1° Des troubles digestifs en l'absence d'accès antérieurs ; ce sont des douleurs d'estomac et d'intestins, des renvois, de la constipation, ou de la diarrhée ;

2° Des palpitations de cœur avec ou le plus souvent sans lésion de cet organe.

3° De la toux, de la dyspnée, quelquefois une sorte de pleurésie sèche ; de l'asthme ;

4° Une grande irritabilité de la vessie ; quelquefois des symptômes de cystite et de néphrite ;

5° De l'ophthalmie bornée à la conjonctive, à la sclérotique, quelquefois atteignant l'iris ; des douleurs violentes dans les oreilles, indépendamment des dépôts que nous avons déjà signalés dans l'oreille externe ;

6° Des affections de la peau, en relation évidente avec la goutte, psoriasis et eczéma chroniques ;

7° Une irritation des systèmes nerveux et musculaire, traduite par des crampes, des névralgies, des signes d'hystérie et d'hypochondrie, d'épilepsie, d'apoplexie, de la céphalalgie ; enfin des signes affirmant la participation de la moelle épinière à la diathèse goutteuse.

Tous ces accidents peuvent durer pendant des mois ou même des années sans qu'on puisse en découvrir la nature, comme nous l'avons dit en parlant des formes irrégulières de la goutte, auxquelles on peut les rattacher. Ce n'est qu'en interrogeant le malade qu'on surprend quelques indices de sa prédisposition à contracter la goutte : douleurs légères dans l'un des gros orteils, par exemple. Souvent ils cessent à l'apparition des accès, ou alternent avec eux.

Il nous reste à parler de certaines maladies auxquelles les goutteux sont particulièrement prédisposés. La gravelle et les calculs urinaires, les névralgies lombaire et sciatique, le diabète, coïncident souvent avec la goutte. Par contre, d'après quelques auteurs, certaines maladies, la phthisie, par exemple, n'ont jamais été rencontrées chez les goutteux.

D'autre part, si l'intoxication saturnine, comme nous l'avons dit, exerce quelque influence sur le développement de la goutte, il paraît démontré que réciproquement les goutteux sont disposés à contracter les diverses maladies d'intoxication saturnine, constipation habituelle, coliques de plomb, etc.

TRAITEMENT.

Il est admis sans conteste que, parmi les causes de la goutte, les plus puissantes après l'hérédité, sont l'abus des liqueurs fermentées et des plaisirs vénériens, l'usage presque exclusif, comme aliments, de viandes fortement épicées, et le manque d'exercice, ces différentes conditions se trouvant, en général, réunies chez le même individu.

Il paraît donc logique de penser, *à priori*, que, en suivant un régime complétement différent de celui que nous venons d'esquisser, on se mettra à l'abri de la goutte. L'exemple suivant, cité dans presque tous les ouvrages écrits sur ce sujet, confirme pleinement cette donnée.

« Un père goutteux engendra deux fils jumeaux qui eurent sa constitution et devinrent comme lui grands et bien faits. Les deux frères se ressemblaient donc parfaitement au physique, mais non d'inclination, et ils menèrent une vie fort différente, l'un vécut avec son père, il contracta ses goûts, et il fut bientôt attaqué de la goutte ; l'autre, craignant cette maladie, obligé, d'ailleurs, de vivre sobrement et de faire de l'exercice, en fut préservé toute sa vie. » (Loubet, *Lettres sur la goutte*, 1760.)

Il y a donc, à proprement parler, un moyen d'échapper à l'action de la goutte, un traitement prophylactique de cette affection. Les conditions nécessaires à sa réussite sont assez difficiles à remplir à un certain âge, puisqu'elles exigent la réforme radicale d'habitudes dans lesquelles on se complaît, en vertu des jouissances qu'elles nous procurent. Mais il nous semble que des enfants, nés de parents goutteux, pourraient être astreints de bonne-heure à un régime convenable, ei rester ainsi à l'abri de manifestations goutteuses. D'ailleurs, des individus arrivés à l'âge adulte et qui avaient déjà subi les atteintes de la goutte, sont parvenus à allonger les intervalles de leurs accès à l'aide d'un régime diététique, bien observé.

Quant aux médicaments préconisés contre la goutte, ils sont en grand nombre. Je n'ai à m'occuper ici ni de leur énumération, ni de leur action plus ou moins anti-goutteuse. Je dirai seulement à quelles préparations j'ai dû mon succès et comment je les ai employées.

J'administre mes médicaments sous forme de vin et de pilules.

Les personnes, qui depuis longtemps sont atteintes

de la goutte prendront de six à huit pilules par jour.
Dans ce cas la maladie ne cédera certainement pas à
la première réquisition; aussi le traitement devra-t-il
être continué avec persévérance pendant un, deux et
même trois ans. La fréquence et l'intensité moins
grandes des accès seront d'ailleurs de sûres garanties
de l'action efficace du médicament.

Pour les personnes chez lesquelles la maladie est
moins invétérée, qui n'auront eu que quelques accès
de goutte, et à des intervalles éloignés, il suffira de
faire usage des pilules du mois de septembre au mois
d'avril, époque de prédilection pour l'apparition des
accès. Il est bien entendu que cette règle n'a rien
d'absolu, et que les personnes sujettes aux accès de
goutte à une autre époque de l'année devront faire
usage des médicaments dans le temps indiqué par
l'accès.

Il y a constipation habituelle dans les intervalles
des accès, les malades prendront de mon vin, tous les
huit ou quinze jours une cuillerée à dessert ou à
bouche, selon les tempéraments.

Lorsque les signes précurseurs de l'accès s'annon-
ceront, ou quand l'accès sera déclaré, le malade gar-
dera le repos au lit pendant sa période aiguë. En
même temps il observera une diète sévère, à part
certains cas où la débilité du malade sera trop grande.
Comme l'appétit est parfois bien conservé, il n'est pas
facile de faire observer cette règle, ce qui est pourtant
de la plus haute importance. Des accès de goutte se

sont prolongés au-delà du terme ordinaire chez des malades qui n'ont pas tenu suffisamment compte de cette recommandation.

Comme tisane, le malade prendra une infusion de plantes sudorifiques ou diurétiques, bourrache, sureau, digitale, etc. Toutes les douze heures on administrera une cuillerée à dessert de mon vin.

Si les douleurs se prononcent davantage, on pourra donner la même dose à des intervalles plus rapprochés, toutes les huit, ou même toutes les six heures. J'en ai fait prendre à quelques malades jusqu'à une cuillerée à bouche le matin et une le soir. Mais il faut surveiller avec soin l'effet du médicament et en suspendre immédiatement l'emploi s'il survient une diarrhée ; il est toujours prudent de commencer par de petites doses qu'on augmentera progressivement, si besoin est. Certaines personnes, dans le fort de l'accès, et probablement sous son influence, vomissent le vin ; on le fait généralement supporter en le mêlant à de la tisane froide et bien sucrée.

L'usage du liniment suivant m'a paru être très-utile contre les douleurs articulaires :

Huile d'olive, 60 grammes.
Essence de thérébenthine, 8 gr.

En frictions deux fois par jour ; envelopper ensuite l'articulation avec de l'ouate. Les frictions également avec le baume tranquille, le baume opodeldooch, les cataplasmes laudanisés.

Voilà pour les médicaments. Mais ce n'est pas tout

encore. J'ai déjà laissé voir quelle importance j'atta-
chais au régime à imposer aux personnes sujettes à
la goutte, et je suis amené à parler de l'*Hygiène du
goutteux* (1).

La nourriture des goutteux devra être surtout
composée de légumes ; les boissons excitantes et les
mets épicés en seront exclus. Ce régime devra être
suivi avec une grande persévérance et n'être pas
même abandonné dans le cas d'une amélioration
évidente. Il ne faut pas oublier que la maladie générale est toujours sur le point de se manifester, et
qu'un traitement permanent peut seul la tenir en
échec. Il est certain que, dans les premiers temps, il
sera difficile aux goutteux, habitués à une nourriture succulente, de se contenter de ce nouveau mode
d'alimentation ; leur système digestif lui-même en
souffrira ; ils éprouveront des douleurs, des tiraille-
ments d'estomac insupportables ; ils maigriront ;
mais l'organisme en prendra bientôt son parti, et la
joie de ne plus voir paraître les accès de goutte rendra
bientôt aux malades leur vigueur accoutumée.

Si cependant la débilitation était trop prononcée,
on reviendrait à un régime mixte, pour arriver ensuite graduellement au régime végétal.

Les végétaux les plus convenables sont ceux que
le malade digère le mieux : en général, moins ils

(1) Voir, pour plus de détails sur ce sujet, Réveillé-Parise,
Guide pratique des goutteux et des rhumatisants.

seront excitants, plus ils seront salutaires ; à cet égard la truffe doit être bannie de la table du goutteux. Il faut qu'ils soit mûrs, bien cuits, pas trop assaisonnés. Dans les commencements, il sera bon de prendre après le repas quelque substance excitante, un peu d'angélique, quelques grains d'anis sucrés, etc. L'eau additionnée d'un peu de vin rouge ou blanc doit être préférée comme boisson. Le lait, et surtout le lait de vache pur et frais, jouit de la meilleure influence sur la santé des personnes atteintes de la goutte.

Après le régime, l'exercice doit prendre place dans le traitement de l'affection qui nous occupe. L'exercice agit surtout en empêchant les articulations affectées de se raidir, de s'engorger, de s'ankyloser ; il active la circulation du sang, entretient la transpiration et l'énergie vitale de la peau ; en outre il facilite la digestion.

Si la promenade à pied n'est pas possible, il faut, en attendant qu'elle le devienne, aller en voiture ; cet exercice passif vaut encore mieux que l'état sédentaire.

L'exercice ne doit pas être violent, excessif, et il faut qu'il coïncide avec un régime sévère ; chez certains individus l'exercice excite l'appétit, qui, s'il est satisfait, devient nuisible au goutteux.

Ajoutons encore que le sommeil, trop prolongé, n'offre peut-être pas autant de danger que les veilles excessives, mais qu'il a aussi de graves inconvénients.

L'influence indéniable des affections morales sur la goutte, et réciproquement, montre qu'avec une volonté forte, en surmontant peu à peu son mal, le goutteux, s'accommodant à tout, verra son affection, sinon guérir, du moins diminuer et devenir très-tolérable. Les excitations du système nerveux, par suite d'abus des plaisirs vénériens, d'émotions vives, de travaux intellectuels excessifs, sont aussi bien souvent les causes d'accès de goutte. C'est surtout dans ces conditions que la guérison est presque impossible, car l'habitude, jointe le plus souvent aux désirs immodérés, et l'ambition, sont peu faciles à maîtriser.

Il faut aussi tenir compte du milieu dans lequel vivent les personnes affectées de la goutte, climat, habitation, position de fortune, etc.

Les pays froids et humides, où la température varie facilement, semblent produire spécialement la goutte; c'est souvent sous l'influence des froids que les accès disparaissent, c'est quelquefois aussi pendant l'été et les grandes chaleurs. Il faut donc que le goutteux se tienne également à l'abri du chaud et du froid; l'idéal pour lui serait d'avoir la peau sèche et chaude, de ne pas s'exposer non plus aux influences saisonnières, au vent d'est sec et froid, au brouillard humide accompagné d'un vent pénétrant, etc. Dans les conditions de fortune et de rang où se trouvent la plupart des goutteux, ces préceptes sont difficiles à suivre; mais c'est à eux à voir ce qu'ils préfèrent, ou d'une maladie longue et douloureuse, ou de quelques sacrifices qu'ils s'imposeront.

Il est cependant un moyen d'éviter les variations de température des climats froids, humides ou brumeux : c'est de porter des vêtements chauds et légers tout à la fois. Trois tissus sur les avantages desquels nous n'avons pas à discuter, sont employés pour atteindre ce but : la ouate, la fourrure et la flanelle.

Celle-ci est surtout un excellent prsservatif des accès de goutte : 1° en maintenant la chaleur du corps ; 2° en excitant la peau par des frictions douces et prolongées ; 3° en absorbant promptement la sueur. Le seul reproche sérieux qu'on ait à lui faire est de rendre la peau tellement impressionnable par un long usage de ce tissu, qu'il est ensuite dangereux de s'en passer. Il ne faut donc pas s'habituer trop jeune à se revêtir de flanelle.

Dans certains cas les frictions sèches peuvent remplacer avec avantage la flanelle, dont ils n'ont pas les inconvénients. On peut les faire, soit avec la main, soit avec la flanelle, mais mieux encore avec une large brosse dont on proportionnera la dureté aux effets qu'on veut obtenir et à la délicatesse de la peau.

Le traitement de la *goutte irrégulière* n'est pas sujet, comme celui de la goutte régulière, à des indications générales. Cependant, lorsque les accidents de cette forme de la maladie seront reconnus, soit du côté de l'estomac, du cœur, du cerveau, etc., on pourra rappeler l'inflammation goutteuse sur les petites articulations des extrémités, à l'aide de sinapismes ou de bouteilles remplies d'eau chaude. S'il y a en même temps des signes d'inflammation des organes envahis, on pourra avoir recours à des saignées locales.

Là encore l'emploi du vin et des pilules que nous préconisons aura son utilté. Mais comme rien n'est plus variable que ces manifestations irrégulières, on comprend que le traitement doive être aussi variable, et qu'avant tout il faut alors s'en rapporter à l'avis du médecin, et sur l'opportunité du traitement, et sur la méthode à employer.

Il semble qu'il soit à peine besoin d'insister sur la nécessité, pour les goutteux, de s'astreindre à suivre de point en point le traitement qu'on leur prescrit. Avant de terminer, nous voulons cependant encore combattre l'indifférence de certaines personnes qui, plus soucieuses de leurs plaisirs présents que de leur santé future, aiment mieux subir les accès de goutte et reprendre leurs habitudes luxurieuses dans les intervalles que de changer leur genre de vie.

Le temps est loin où Sydenham et plusieurs médecins venus après lui pensaient que les accès de goutte sont indispensables pour débarrasser l'économie de la matière morbide. Sans doute il faut que cette matière morbide s'échappe de l'économie, et l'accès de goutte articulaire une fois déclaré, il serait imprudent d'en enrayer la marche. Mais, si l'on ne peut empêcher l'économie de se décharger sur les articulations des produits que la sécrétion humaine n'a pas éliminés et qui sont accumulés dans le sang, on peut prévenir la formation de ces produits ou favoriser leur élimination au fur et à mesure qu'ils prennent naissance, et c'est dans ce but que doit être institué le traitement de la goutte. Nous dirons de plus que non-seulement ce traitement n'est pas nuisible, mais qu'il est nécessaire.

La goutte a une tendance bien marquée à abréger l'existence; les accès, rares au début, sont plus fréquents après plusieurs années, et, s'ils diminuent quelquefois d'intensité, le malaise continuel dans lequel est plongé le malade finit par altérer profondément et promptement sa santé, en dehors des inconvénients dus aux lésions qui affectent les jointures.

En observant les précautions prescrites, on peut imprimer à la maladie une tout autre direction. Le mal, au lieu d'augmenter d'intensité, aura au contraire une tendance marquée à s'améliorer, et, à la fin, des mesures d'hygiène, peu gênantes pour le malade, suffiront pour prévenir de nouveaux accidents.

Sous l'influence de la médication et du régime de vie que nous avons indiqués, nous avons vu chez nos malades et sur nous-même les accès revenir à des intervalles de moins en moins rapprochés. Au lieu de durer huit ou quinze jours et même plus, ils entraient dans la période d'amélioration beaucoup plus tôt; les douleurs étaient d'ailleurs moins vives à chaque accès, la réaction générale et le gonflement de l'arti-

culation moins prononcée, et les nouveaux dépôts tophacés moins volumineux.

Ce qui nous montre bien que cette amélioration
dans les manifestations goutteuses ne se faisait pas
sentir dans les articulations au détriment d'une autre
partie de l'organisme, que la goutte ne se portait
pas ailleurs, c'est que les symptômes précurseurs d'un
nouvel accès étaient moins marqués qu'autrefois, et
que jamais aucun signe fâcheux ne s'est manifesté ni
du côté du cœur, ni du côté du cerveau.

Si la guérison n'a pas toujours été radicale (puisque
les articulations sont restées à peu près dans le même
état), le soulagement n'en pas été moins certain.
Quant à moi, je considère comme une guérison le
résultat obtenu sur moi-même et sur un grand nombre de mes clients. Je puis dire sans exagération qu'à
l'aide de ma méthode j'ai trouvé en quelque sorte une
santé nouvelle.

APPENDICE. — DU RHUMATISME.

On a discuté, et l'on discutera encore longtemps
sur la question de savoir si la goutte et le rhumatisme
sont de même nature ou de nature différente. Lorsque ces deux maladies se présentent avec tous leurs
caractères, rien de plus simple que de les distinguer
l'une de l'autre.

La goutte, au début, s'attaque à une ou deux petites articulations; le rhumatisme, la plupart du

temps, envahit d'emblée toutes les jointures; il y a peu de fièvre dans la goutte, beaucoup, au contraire, dans le rhumatisme : la première revient périodiquement, le second n'a aucune régularité dans ses apparitions; les causes aussi sont toutes différentes; d'autre part, la goutte laisse le cœur indemne, tandis que cet organe est affecté fort souvent dans le rhumatisme.

Mais ces caractères ne sont pas toujours aussi tranchés en faveur de l'une ou de l'autre maladie, et parfois même celles-ci paraissent tellement se confondre, qu'on a pu, à l'aide des nouveaux symptômes auxquels elles donnent lieu, fonder en quelque sorte une nouvelle affection : le rhumatisme goutteux.

Notre intention n'est pas de débrouiller la confusion qui règne entre les opinions qui ont cours à ce sujet, considérant le côté pratique de la question, nous avons cherché quels avantages les rhumatisants pourraient retirer des médicaments qui nous avaient si bien réussi contre la goutte.

Les pilules sont restées à peu près inefficaces; mais le vin, dans les attaques de rhumatisme articulaire aigu, et employé comme nous l'avons dit, à propos de la goutte, nous a été maintes fois de la plus grande utilité.

PARIS. — A. PARENT, IMPRIMEUR,
31, rue Monsieur-le-Prince 31.

CONSULTATIONS

l'heure à 2 heures, les dimanches et fêtes exceptés,

et par Correspondance

A Paris, rue Philippe de Girard, 94.

VIN ANTIGOUTTEUX

PRIX DU FLACON, 10 FR.

PILULES ANTIGOUTEUSES

PRIX DU FLACON, 10 FR.

Chaque flacon est revêtu de la signature et du cachet de M. Moreau.

S'adresser chez l'auteur pour les pilules et le vin.

On expédie contre remboursement

Paris. Typ. A. PARENT, rue Monsieur-le-Prince.